AF461121

DE L'INDÉPENDANCE

DE LA

SCIENCE MÉDICALE

ET DE SES RELATIONS FORCÉES

AVEC LES AUTRES SCIENCES

DISCOURS DE RÉCEPTION

PRONONCÉ

PAR M. LE DOCTEUR LABRUNE

A l'Académie de Besançon, dans sa séance du 24 août 1869

BESANÇON

IMPRIMERIE D'OUTHENIN-CHALANDRE FILS

1870

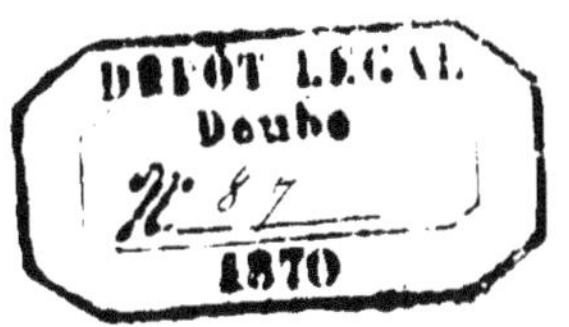

DE L'INDÉPENDANCE

DE

LA SCIENCE MÉDICALE

ET DE SES RELATIONS FORCÉES

AVEC LES AUTRES SCIENCES

Messieurs,

Lorsque vous faites à un obscur médecin l'honneur de l'admettre dans votre Compagnie, ce n'est pas sa personne, mais l'art qu'il exerce, la science dont il est le disciple, qu'il vous plaît d'honorer.

On peut dire de votre bienveillance, en pareil cas, ce qu'on disait autrefois de la noblesse : elle oblige.

Ne vous étonnez donc point, si je suis moins ému de l'honneur fait par vous à une profession qui en est digne, que des devoirs imposés par votre choix à un représentant modeste et incomplet de cette magistrature, qui a pour objet la connaissance de l'homme et la conservation du plus grand de ses biens, la santé. Ces devoirs, Messieurs, je les trouve inscrits pour moi dans la présence même des membres de cette Académie, qui rappelle à la fois le culte dû par nous à tout ce qui honore l'humanité; aux sciences morales qui servent de base à la société, comme à la littérature et aux arts qui l'ornent et l'embellissent. Une réunion qui offre à mes regards, parmi les notabilités du sacerdoce et de la magistrature, les apologistes de la vérité, les doyens de la littérature et ceux de la science, les patriciens jaloux de maintenir leur culture intellectuelle et artistique à la hauteur de leur blason, les représentants des arts qui ennoblissent la vie et de ceux qui la conservent, en s'efforçant de la diriger parmi les obscurs et périlleux sentiers qu'elle parcourt, une telle réunion, si elle ouvre ses rangs à un certain nombre de médecins, entend bien honorer ainsi la science qu'ils cultivent; mais elle veut aussi l'interroger, savoir d'elle si elle marche avec l'humanité et lui rappeler au besoin quelles sont ses nobles affinités, quelles doivent être ses aspirations, dont la limite ne saurait se trouver dans la connaissance de l'homme qui respire, végète et se meut.

On discutait un jour, au commencement de ce siècle, dans l'une des sections de l'Institut naissant, au sein de l'Académie des sciences, si l'on admettrait parmi ses membres quelques médecins.

Les médecins, disait-on, ne représentaient pas une science, car rien ne paraissait plus instable, plus changeant que les bases sur lesquelles reposaient leurs doctrines.

Cependant on voulut bien en admettre quelques-uns, pour leur apprendre comment se constituait une science, pour leur permettre de donner à leur esprit, sous l'influence de l'exemple, des habitudes scientifiques; en un mot, pour faire leur éducation de savants.

Cette hauteur ingénue et blessante avec laquelle fut traitée la médecine, par une noble corporation toute remplie d'hommes éminents, mais exaltés par la récente glorification de leurs mérites, et qui purent se croire appelés à refaire le monde par la puissance des seules sciences mathématiques et physiques, vous ne vous la permettriez point, Messieurs : c'est avec la plus parfaite courtoisie que vous avez toujours tendu la main aux membres du corps médical, sans prétendre leur ouvrir vos rangs pour leur apprendre à vivre en bonne compagnie. Et cependant, il serait bien permis aux médecins de trouver dans la constitution même de votre société, un enseignement utile au développement et au progrès de leur propre science.

Loin des rayons de la faveur et du pouvoir, vous représentez modestement tous les ordres divers des connaissances humaines; vous affirmez, par votre réunion, les relations nécessaires qui les unissent; et ce n'est pas au milieu de vous qu'il serait imposé de croire que l'éducation, le progrès et le développement d'une science telle que la médecine, peuvent se faire sous le patronage exclusif des mathématiques, de la physique, de l'histoire naturelle, de la chimie, et que la connaissance de l'homme, de ses besoins, de sa santé, de ses conditions d'existence régulière et satisfaite, ne relève pas au moins autant de l'étude de son activité morale et sociale, que de la recherche minutieuse de ses éléments matériels et de ses instruments organiques.

Vous ne sauriez donner à la science médicale l'indépendance dont on la leurre, mais vous vous garderiez bien de lui imposer la servitude à laquelle on la condamne, car si la liberté n'est point à vos yeux dans l'indépendance, elle est au moins la noble faculté de chercher et de poursuivre le vrai sous toutes ses formes et dans ses rapports si divers qui font éclater sa splendeur.

N'est-ce pas en effet mutiler la science de l'homme et la fausser que de restreindre ses relations naturelles, de la réduire aux connaissances spéciales qui naissent de l'étude de notre corps, de ses fonctions, de ses sensations ; de l'asservir, en un mot, à la seule matière?

L'examen de l'activité humaine et des ressorts qui la mettent en mouvement, l'examen des profondeurs mystérieuses de la pensée et de la parole ne nous découvre-t-il pas tout un monde au moins aussi admirable, aussi étonnant, le monde du sentiment et de l'intelligence, qui s'impose à la science au même titre que celui de la sensation, car il se fonde comme lui sur l'expérience.

J'ose invoquer l'expérience, Messieurs, et c'est au nom de cet instrument universel de toute science humaine que la science médicale moderne prétend constituer sur de nouvelles bases l'étude de l'homme tout entier, en lui assignant pour point de départ exclusif l'observation minutieuse des premiers linéaments de cette existence si multiple et si compliquée, le développement initial d'une cellule dont la prolifération ou la multiplication successive suffirait à expliquer la naissance spontanée de l'être qui pense et qui veut.

D'après cette hypothèse arrogante qui se décore du nom de positivisme, nous ne devrions notre existence qu'aux forces générales de la nature, et l'on entend par là ces puissances que l'on se plaît à considérer comme les propriétés de la matière, comme le rayonnement de son énergie, comme la raison suffisante de toutes ses transformations. La pensée elle-même et la volonté ne seraient que le résultat de l'action des cellules de la substance nerveuse du cerveau. Venus en ce monde à la suite des végétaux et par le même procédé, nous élevant graduellement et à travers des transformations infinies des derniers degrés de l'animalité jusqu'aux degrés supérieurs qu'il nous serait enfin arrivé de dépasser, nous cesserions de nous appartenir, pour ne dépendre que d'une force aveugle et fatale qui nous jette sur la terre pour y vivre un jour, y mourir à notre heure, sans connaître la loi, le but ni l'utilité de notre existence.

L'homme, analysé dans ses éléments corporels, ne serait plus qu'un instrument se suffisant à lui-même, s'expliquant par lui-même et derrière lequel on cesserait de voir un artiste, comme l'univers ne serait plus qu'une production spontanée, de laquelle on exilerait une suprême intelligence.

C'est au nom de l'expérience, Messieurs, qu'on ose proclamer de telles doctrines, et si vous en doutiez, j'en appellerais au témoignage de confrères qui, tout récemment encore, protestaient, l'un dans son discours de réception, l'autre dans un travail que vous avez jugé digne des honneurs de l'impression, contre la triste condition faite par l'enseignement médical moderne à la science dont il croit gouverner les destinées.

Et s'il m'était imposé de chercher des témoins au dehors même de votre Compagnie, j'en trouverais de nombreux dans les révélations qui se sont produites l'an passé au Sénat, dans les aveux de la presse médicale, dont le cynisme compromet toutes les hypocrisies et les démasque, dans les moindres journaux de province qui annoncent comme une espérance qu'un éminent physiologiste, M. Claude Bernard, se livre en ce moment à des expériences propres à démontrer que la vie et l'intelligence ne sont que des effets et des produits de l'action du sang sur la pulpe cérébrale, puisque l'on peut rendre momentanément l'une et l'autre à la tête d'un décapité, en faisant aborder dans ses artères du sang oxigéné.

Des témoins ! j'en trouverais jusque sur les murs de notre ville, où je lisais naguère la mise en scène d'un illustre sauvage, dont les restes conservés par un procédé particulier, appartiennent à la dernière des races humaines, à celle qui va se perdre dans les quadrumanes ; sa tête et son visage ressemblant à ceux de l'orang-outang.

Les démonstrateurs de curiosités qui connaissent bien les passions du vulgaire, ses préoccupations du moment, la mode qui le domine, flattent ces manies pour les exploiter, et s'efforcent de leur donner l'autorité scientifique, en affirmant que l'expérience des membres de l'Institut les a confirmées.

Et plût à Dieu que ces opinions nées de la débauche

d'un esprit démanché, comme dit Montaigne, fussent restées le domaine exclusif des démonstrateurs de musées anatomiques et d'une presse plus ou moins scientifique !

Si je ne voulais me garder de rentrer dans une discussion fastidieuse et épuisée, combien de noms je pourrais citer qui autorisent témérairement de telles fantaisies, et cependant rien n'est plus illusoire que ces expériences d'où résulterait que tout, dans l'homme, cesse et s'éteint avec l'action du sang oxigéné sur la pulpe cérébrale, comme rien ne se produit chez lui que par la connexion du sang et du système nerveux. Ce ne sont point là des expériences, mais des inductions et des déductions illégitimes d'où l'on prétend faire sortir des affirmations prématurées, des négations favorables à un système préconçu et qui n'a d'autre importance que celle d'un roman scientifique.

Les doctrines qui font de l'homme un singe perfectionné ne se soutiennent pas sur le terrain des sciences expérimentales qu'elles ont pris pour champ de bataille. C'est là un fait acquis et dont je trouverais au besoin bien des fois la confirmation. Il serait donc superflu d'y revenir.

Mais il resterait à voir comment ces doctrines s'accommodent avec la pratique de la vie telle que nous l'impose heureusement l'état de société ; comment elles cadrent avec les institutions qui ne sont que l'expression inévitable des lois naturelles destinées à régir l'homme ; jusqu'à quel point elles sont autorisées ou contredites par l'histoire, cette science expérimentale par excellence, puisqu'elle représente l'expérience acquise par l'humanité; il resterait à voir, en un mot, si ces doctrines, au lieu de nous donner le singe pour ancêtre, n'auraient pas plutôt pour effet de nous le donner pour successeur.

La recherche des causes et des résultats de semblables doctrines ne peut manquer d'intérêt, s'il est vrai que l'on doive juger un arbre par ses fruits plutôt que par l'ampleur et le luxe de son développement.

Cette recherche des causes nous conduit tout d'abord à constater que la science médicale, trop fidèle à l'honneur équivoque qu'elle reçut au commencement de ce siècle, par l'admission de quelques-unes de ses notabilités au sein de l'Académie des sciences, est restée subordonnée d'une manière absolue au procédé d'investigation scientifique exclusivement exalté par ses patrons; qu'elle a rompu avec ses traditions, en n'admettant dans le problème si compliqué de la santé humaine que les données qui se pèsent et qui se mesurent; qu'elle s'est perdue dans les faits de détail, en négligeant l'état général et la vue d'ensemble de l'être vivant ; qu'elle est devenue principalement chirurgicale et qu'elle a irrésistiblement entraîné les esprits dans cette voie d'un progrès incontestable, mais d'un progrès malheureux, quand il n'éclaire la science de l'homme sur l'un de ses hémisphères, que pour laisser l'autre plongé dans des ténèbres permanentes.

Sans doute, il existe dans la vie de l'homme des éléments qui sont du domaine du calcul, ou qui rentrent dans celui de la mécanique et de la chimie et ne peuvent être appréciés qu'à l'aide des instruments les plus perfectionnés de la physique. Il convient d'accepter avec empressement tous ces modes d'investigation, de tenir grand compte des faits qu'ils révèlent, car il n'en est pas un qui ne reflète un rayon important de la vérité.

Mais ces faits visibles, tangibles, ces faits corporels ne sauraient à eux seuls expliquer l'homme tout entier; ils ne sauraient rendre compte de toutes ses souffrances, de tous ses besoins; ils ne peuvent porter une lumière suffisante sur les questions nombreuses que soulèvent la naissance, la maladie, la mort d'un être si complexe, son éducation, son hygiène, sa sociabilité; questions qui se multiplient à mesure qu'on s'élève pour les voir de plus haut, et dont la solution restera à jamais inaccessible à une science isolée qui, en fait de dogmes, n'admet que ceux qu'elle décrète, et parmi ces dogmes, considère comme le plus inattaquable celui de sa propre indépendance.

Sans prétendre porter la main sur cette arche déclarée sainte, il doit être permis de se demander ce qu'elle contient, et si, des ténèbres qu'elle abrite, doit sortir une loi digne des respects de l'intelligence humaine, ou une formule condamnée par son inanité à rappeler le culte des fétiches.

Ce dogme de l'indépendance en matière scientifique doit être accepté s'il est l'expression de l'ensemble des faits, s'il est justifié par eux et s'il les éclaire, s'il est sanctionné par l'expérience.

Mais s'il est en opposition avec la nature même de l'objet dont l'étude est l'inévitable but de la science médicale, s'il jette dans cette science l'antagonisme et le désordre au lieu d'y faire régner l'harmonie et la lumière, s'il est accusé et convaincu de donner lieu aux aberrations que nous signalions tout à l'heure, et qui rendraient notre science hostile à un ordre d'idées nécessaires à l'interprétation raisonnable de notre existence, il ne peut être interdit de le discuter et de lui refuser au besoin l'autorité qu'on revendique en sa faveur.

L'indépendance de la science de l'homme a pour mesure l'indépendance même de l'être dont cette science est l'histoire et comme la reproduction intelligible.

Rêvez pour l'homme l'indépendance, et vous le mettez tout d'abord en opposition avec lui-même, car il ne saurait s'abandonner à son seul caprice, à sa fantaisie, à ses impulsions instinctives, à ses besoins mêmes, sans reconnaître bientôt qu'il est des lois qui régissent son activité, que ces lois ne sont pas plus univoques que ses aspirations et qu'elles doivent être subordonnées dans une hiérarchie qu'on ne méconnaît pas impunément.

La famille, au sein de laquelle nous naissons et que notre faiblesse initiale nous rend si longtemps nécessaire, la société qui nous donne sa protection, sa parole, et, avec sa parole, ses lumières, ne tarde pas à nous faire connaître ses droits et ne nous laisse pas poursuivre longtemps le rêve de notre indépendance.

De toute part nos relations s'établissent avec ce qui nous entoure, avec ce qui nous est inférieur comme avec ce qui est au-dessus de nous, et si nous prétendions nous soustraire aux devoirs que ces relations nous imposent, nous apprendrions bientôt à nos dépens que la souveraine indépendance est le souverain isolement et la suprême misère.

La même destinée qui nous régit domine aussi la science dont la mission est de chercher les secrets de notre existence.

Cette science ne peut isoler l'homme de ses relations naturelles pour l'étudier dans un seul ou dans quelques-uns de ses éléments sans porter en lui la division, sans le mutiler, sans jeter le désordre entre les différents termes qui le constituent, sans introduire en lui les ténèbres et avec elles la souffrance, dernière expression d'une existence qui a perdu la santé, cet équilibre des fonctions.

Ce n'est donc pas dans un seul ordre de faits que la vérité sur l'homme doit être cherchée ; ce n'est pas dans un seul de ses éléments qu'il doit être interrogé, mais dans tous les actes de sa vie ; c'est dans tous les faits de son existence corporelle, matérielle, morale, intellectuelle et sociale que l'enquête doit être poursuivie, et si cette condition de la science de l'homme est oubliée, on n'arrive qu'à des conclusions illégitimes, à une synthèse artificielle, à une fiction, à une science qui ne représente point l'objet dont elle s'occupe, qui l'interprète mal et arrive très-méthodiquement à le torturer.

De là naissent des questions qui ont droit au libre examen. Le seul titre pour revendiquer ce droit se trouve dans un sincère amour de la vérité, mais de la vérité complète et promulguée par l'ensemble des faits s'éclairant d'une lumière réciproque, car cette lumière qu'engendre l'observation restreinte à un seul ordre de faits, il est bien permis de la comparer au rayon décomposé par le prisme, ce générateur des nuances aux dépens de la lumière pure et totale, ce créateur du spectre aux couleurs séduisantes que la clarté parfaite ne permet pas de regretter.

Grande serait la clameur de tous les corps savants qui se croient en possession exclusive de cet outil universel qu'on nomme le progrès si nous osions dire que la science moderne, la science d'Etat, puisque l'Etat l'enseigne sous la garantie de son autorité aux générations qui se succèdent et viennent lui demander ce qu'il faut croire; grande serait la clameur si nous osions dire que cette science méconnaît l'objet de son étude, qu'elle le mutile en s'obstinant à ne voir en lui qu'un produit de la vie générale du monde, qu'une existence soumise aux seules lois mathématiques et physiques, aux lois qui régissent les affinités organiques dans l'immensité des êtres qui se succèdent à nos yeux.

Combien de faits cependant viennent justifier cette énormité! Le premier de tous et que personne ne saurait contester se voit dans la déclaration même de l'indépendance de la science médicale qui se croit en droit de chercher la vérité sur l'homme dans un seul ordre de faits, dans ceux qui sont du ressort de l'observation corporelle et, comme on dit, de l'expérience sensible. Comme si la sensibilité corporelle était la seule manifestation de la vie dans l'homme et comme si, parallèlement à cette sensibilité et souvent en opposition avec elle, l'exercice même de la vie ne nous mettait pas à tout instant en présence de faits dépendants d'un mode de sensibilité tout intérieure, le sens intime, sens aussi général que celui que les physiologistes regardent comme la racine et la source de toutes les manifestations de la sensibilité corporelle au moyen du toucher et de la vue, de l'odorat et du goût, de l'audition enfin, le plus merveilleux mais le plus mystérieux aussi de tous nos moyens de communication avec le monde et avec nos semblables.

Et de même que nos sens corporels peuvent, jusqu'à un certain point, se suppléer réciproquement et se prêter un mutuel secours, comme pour nous faire voir qu'ils ne sont que les divers modes d'expression d'une même puissance, la sensibilité générale; de même le sens intime devient le sens moral, le sens philosophique, le sens religieux, le sens artistique ou le sens du beau, selon les objets auxquels il s'applique et les excitations qui viennent le solliciter.

Ces choses sont tellement dans l'expérience du genre humain que le langage en constate la possession et que tous, tant que nous sommes, nous savons ce qu'on entend par un homme de tact ou un homme de goût, un entendement vaste, une intuition rapide, un flair subtil appliqué aux choses de l'intelligence.

Et, si nous voulions poursuivre le parallèle, quelles analogies ne constaterions-nous pas encore entre le sens du goût, le plus obscur de tous les sens, le plus absolu dans ses décisions, celui que les Latins regardaient comme la condition radicale de la sagesse et de la science (1), et le goût esthétique, le plus mystérieux dans ses procédés, le plus despotique dans ses jugements ; entre les jouissances admirables que donne l'exercice de la vue et celles qui naissent de l'intuition scientifique préparée par l'étude, la méditation et le recueillement?

Mais de cette comparaison ressortirait aussi pour nous la distinction profonde qui sépare le sens corporel du sens intime, puisqu'une sorte d'antagonisme se fait voir dans le terme auquel aboutit leur exercice habituel, surtout quand il devient exclusif.

Personne d'entre vous, Messieurs, ne serait tenté de me contester la différence profonde qui sépare l'homme de sens de l'homme sensuel, l'homme d'esprit de l'homme dominé par la matière, et cependant, si les actes de l'homme n'étaient que le produit spontané de ses organes, cet antagonisme ne saurait exister.

Si le sens intime et moral n'était, comme les faits de sensibilité corporelle, qu'un rayonnement des énergies du cerveau, comment, chez ceux qui ont su l'exercer, le verrait-on briller d'un éclat grandissant parmi les ruines et la décadence des organes et jusqu'au milieu des défaillances de l'agonie?

Et les notions de vérité et de justice, de beauté morale et de bien s'acquièrent-elles donc par l'exercice du sens corporel ou par celui du sens intime, dont les constatations doivent être admises à fonder la science au même titre au moins que celles obtenues par l'expérience sensible.

(1) *Sapere*, goûter, savoir, être sage.

C'est une expérience aussi que celle des siècles et de l'humanité, et il faut bien en tenir compte, surtout quand elle révèle des lois qui ne peuvent être troublées sans mettre la vie sociale en question. Or la vie sociale est celle de l'humanité même. C'est aussi de la biologie.

Ne sont-ce donc pas des faits sensibles que les faits moraux, les faits sociaux, les faits de conscience qui établissent la distinction radicale entre le juste et l'injuste, le bien et le mal, le beau et le laid ? comment ne seraient-ils point admis à fonder des notions aussi autorisées que les conquêtes les plus définitives de la science ?

Et si la science de l'homme avait la prétention de se déclarer indépendante de cet ordre de connaissances, ne donnerait-elle pas, par là-même, la mesure de ses égarements ?

Réduire l'existence humaine aux phénomènes de la sensibilité corporelle, n'est-ce point la partager, la mutiler, la mettre en dehors de l'ordre naturel des choses, et la science médicale qui, sous le nom de positivisme, se condamnerait à vivre dans le cercle restreint d'une telle observation et d'une telle expérience, ne devrait-elle pas se résigner à ignorer l'homme, en le privant de toutes ses relations supérieures, et à se mettre en guerre ouverte avec tout ce que la société humaine offre de plus nécessaire et de plus respectable, avec les conditions mêmes de la vie sociale, l'administration de la justice, l'institution religieuse, l'exercice du pouvoir ?

Une telle science se mettrait aussi en opposition avec toutes celles qui nous font admirer les merveilles de l'intelligence et de la conscience, de la parole et de la pensée, car son arrogante prétention de tout expliquer par l'hypothèse d'une germination de cellules et de fibres, dont la juxtaposition formant le cerveau, d'où rayonneraient, comme d'une pile électrique, tous les faits intellectuels et moraux, une telle prétention venant à triompher, ne nous laisserait en partage ni liberté, ni responsabilité, ni mérite, et confondrait toute notre existence dans le torrent brutal de la fatalité.

Telle est la science cependant qui travaille depuis le commencement de notre siècle à se constituer à l'ombre de déplorables et puissantes connivences que lui concilie le dogme de sa propre indépendance. Ce dogme qu'elle élève comme une barrière entre elle et toutes les autres sciences qui n'ont pas purement pour objet la matière, elle s'en sert pour revendiquer une liberté mal définie devant laquelle il est convenu de s'incliner, comme si la liberté scientifique pouvait être autre chose que la faculté de rechercher le vrai, de s'y attacher et de le poursuivre dans toutes ses expressions, et comme si la vérité pouvait être divisée et tournée contre elle-même, ou se trouver pour une science dans un seul ordre de faits.

Non! la véritable science ne saurait se constituer que par la vue d'ensemble de tous les faits découverts par l'inépuisable activité de l'intelligence humaine, et puisque cette science se fait sans cesse, d'après son propre aveu, on nous accordera pour le moins que ce n'est pas une science faite, et qu'il ne peut lui être permis de conclure prématurément de l'inconnu contre le connu, de briser l'homme pour le simplifier et le faire marcher sous la seule loi des organes, des fonctions et des besoins corporels.

Comment la médecine et les sciences naturelles auraient-elles la prétention d'inventer l'homme tel qu'il n'est pas, pour se donner le droit de le soumettre à leurs vues arbitraires ?

Pour ne pas se heurter contre d'autres sciences qui constatent chez l'homme une double vie obéissant à deux lois entre lesquelles ne règne pas toujours le parallélisme et l'harmonie, la science médicale et naturelle n'a rien trouvé de mieux que de proclamer son indépendance, comme s'il était possible aujourd'hui qu'une science pût être indépendante de ses sœurs, et comme si chaque progrès de celles-ci ne rendait pas plus évidente la solidarité qui les relie toutes.

Un de vos regrettés collègues (1) qu'une retraite trop facilement accordée a dérobé à vos affections, ouvrait, il y a un an, à vos regards les champs de l'infini, rappelait à votre admiration combien, au-dessus de l'homme et autour de lui, tout révèle l'œuvre d'une souveraine intelligence qui a tout disposé avec ordre et avec mesure, avec poids et avec dessein, avec harmonie surtout et avec sagesse. L'infini dans l'espace, aussi bien que dans le plan d'organisation de la plus minime des existences visibles, montre assez le cachet de la suprême puissance dans toutes les parties de son œuvre, et cette vue de la vraie science élève l'intelligence, en étendant

(1) M. Blavette, doyen honoraire de la Faculté des sciences, retiré à Metz.

son regard, et la fait douter d'elle-même, avant de la laisser douter de Dieu.

Que n'est-il donné à mon faible talent de vous montrer aussi l'infini dans l'homme lui-même, dans les merveilles de son organisation, dans celles de son monde intérieur, de son entendement, et jusque dans les désordres que le mal fait naître au sein de cette existence destinée à une lutte incessante avec cette nature dont on la dit le produit perfectionné !

Je mettrais par là en évidence l'impossibilité pour la science qui fait de l'homme son étude de s'isoler dans une orgueilleuse et stérile indépendance, puisque cette science ne saurait demeurer étrangère à rien de ce qui est humain.

Est-ce dans l'étude de sa seule organisation corporelle qu'on cherchera les raisons de protéger l'homme dans son existence dès le moment de sa conception, et les lois civiles et religieuses n'ont-elles pas à intervenir pour diriger, dès le début, l'action du médecin et éclairer son for intérieur sur les devoirs qui le lient envers un être sans défense dont la vie est confiée à sa loyauté ?

Est-ce dans la seule loi des fonctions naturelles qu'on trouvera cette règle de l'éducation qu'on cherche depuis nombre d'années dans des changements de programme et des essais malheureux de méthodes, comme si cette règle était perdue, et comme si elle eût été complétement inconnue de nos aïeux ?

Que fera le médecin positiviste, l'homme de la science exclusivement fondée sur la sensation, sur l'observation et l'expérience du phénomène sensible, pour réprimer l'effervescence de la jeunesse, modérer la passion par le devoir, ou mieux encore, la diriger, comme une force puissante, en la subordonnant à une autre passion, celle qu'une parole élevée peut faire naître, en s'adressant au sens intime, et en lui promettant les jouissances de la vérité connue, du bien réalisé ou de la beauté manifestée par l'art et livrée à sa possession.

L'hygiène de l'enfance, cette science de la santé conservée, permet-elle d'abandonner la jeunesse à la seule loi des penchants naturels, à la loi des membres, sans compromettre le sort de l'existence corporelle elle-même? Et si l'homme ne devient homme qu'en entrant en lutte avec lui-même, comment voulez-vous que la science de ses organes puisse se suffire, obligée qu'elle est de demander le secret de leur conservation à d'autres sciences dont elle ne peut rester indépendante?

Cette lutte continue quand l'enfant devient homme, car l'éducation est au fond l'œuvre de toute la vie, et si la loi de la sensation devait la dominer, de quel droit imposerait-on à cet enfant d'une nature aux fonctions spontanées et irrésistibles la souffrance qui résulte de l'antagonisme entre l'intérêt apparent et la conscience qui proteste; de quel droit le traduirait-on, quand il n'accepte pas cette lutte, devant les assises tenues par la justice outragée?

Si tout acte humain devait n'être que le produit d'une fonction, tout acte humain serait légitime, et le juge qui condamne le prévenu exercerait une cruauté gratuite et odieuse en punissant une fonction dérangée, que sais-je! une fonction normale peut-être, à laquelle il prétendrait appliquer la règle de son propre cerveau en désordre.

L'absurdité des conséquences trahit assez la fausseté du principe de l'indépendance de la science de l'homme, indépendance revendiquée sous le nom de liberté scientifique.

Comment se fait-il que ce principe ait rencontré de si hautes protections qui, par une contradiction inexplicable, maintiennent dans l'enseignement ce qu'elles condamnent dans la pratique, et s'étonnent de recueillir le fruit de l'arbre dont elles ont favorisé le développement ?

Il y a là un malentendu formidable et une prodigieuse inconséquence, car il faut de deux choses l'une, ou accepter l'homme avec les deux lois qui le régissent, la loi de la sensibilité physique et la loi de la sensibilité morale, concilier l'antagonisme qui sépare ces deux lois, en subordonnant l'une à l'autre dans une hiérarchie sanctionnée par l'expérience, ou bien il faut se résoudre à proclamer courageusement que l'homme n'obéit qu'à une seule loi, celle de ses fonctions, de ses sensations ; que tous ses penchants doivent être satisfaits, et qu'il ne doit rien souffrir. Il restera, dans ces conditions, à gouverner l'humanité comme on pourra et à la garantir contre ses propres excès, à conserver son existence menacée par des impulsions qui la font descendre bien au-dessous de la bête quand elles ne sont pas dirigées par l'exercice de facultés capables de l'élever infiniment au-dessus. Dans ces conditions, on peut affirmer sans crainte que la tâche de ce gouvernement sera difficile.

L'homme, en qui prévaut la vie du sens physique, au détriment du sens moral laissé dans l'ombre faute d'exercice, se montre bientôt inférieur à l'animal qui est satisfait, quand il a obéi à la loi de ses instincts, tandis que l'homme ne sait point s'arrêter, et subissant l'impulsion de sa nature spirituelle toujours insatiable au fond, s'en sert pour dégrader sa nature corporelle et l'épuiser, en cherchant l'infini jusque dans la jouissance de la matière.

Ce fait seul suffirait à démontrer que l'homme ne descend point de l'animal, qu'il en est radicalement distinct, puisque l'accomplissement de ses fonctions, quand il est exclusif, ne sert pas à perfectionner sa nature. Force est bien de reconnaître en lui une double loi.

Et cependant il est une science, nous l'avons vu, qui a la prétention de tracer la voie de notre existence d'après l'observation du seul phénomène physique accessible aux sens corporels.

Mais, de toutes parts, des faits qui révèlent une expérience plus large et qui procèdent de lois multiples viennent réclamer leur place dans le cadre de cette science qui, ne pouvant les admettre ou ne sachant comment les expliquer, trahit par là sa pauvreté et son insuffisance.

Le fait seul de la maladie dans l'homme offre à cette science un problème insoluble : elle croit l'avoir défini, je le sais, par la lésion des organes et par le trouble des fonctions; mais la maladie n'en reste pas moins un mystère dans sa nature et dans sa loi de production, tout aussi bien que le remède, cette autre puissance occulte, s'il en fut jamais, dont on constate les effets partout, sans connaître, la plupart du temps, la loi de son application.

Est-ce d'ailleurs dans notre seul corps que nous nous trouvons atteints, et les émotions morales n'engendrent-elles pas des souffrances physiques, comme celles-ci produisent à leur tour des désordres moraux, mettant ainsi en évidence l'action et la réaction réciproques qui unissent les deux pôles de notre existence?

L'initiative de tous nos maux ne semble-t-elle point appartenir à nos passions, autant au moins qu'aux influences d'une nature hostile, puisque les unes épuisent notre vie, l'empoisonnent et la troublent dans sa source, tandis que les autres ne font que l'atteindre dans ses instruments organiques?

Et l'hostilité de cette nature envers nous, qui serions son œuvre, comment l'expliquer? Comment se rendre compte du mal et du désordre qui se voient en elle et des contradictions qu'elle présente? si ingénieuse dans la production et la conservation de notre existence, pourquoi l'est-elle davantage encore à nous torturer?

Ces questions ont une portée immense et leur solution, au moins entrevue est nécessaire pour instituer la lutte que nous avons à soutenir en nous-mêmes et hors de nous; car, ne l'oublions pas, si la vie est essentiellement militante pour tout homme obligé d'accepter ou de subir la loi du travail, elle l'est encore à un plus haut degré pour le médecin appelé à consoler l'homme dans ses souffrances, à le soulager quand il le peut, à le traiter enfin comme une intelligence actuellement enveloppée d'un vêtement merveilleux, mais infirme, et non comme un appareil de physique détraqué et dont les pièces usées ou altérées par le temps se refusent à toute activité.

Quel est le mécréant qui voulût consentir à voir les objets de ses affections soumis à un traitement inspiré par d'aussi tristes doctrines, et de quel front le médecin qui les professe ose-t-il aborder l'être souffrant qui s'appelle l'homme comme il approcherait d'un mécanisme rouillé ou d'un meuble déshonoré par l'usage ?

On ne peut, vous le voyez, Messieurs, on ne peut professer ni pratiquer la médecine sans se trouver en face des plus hauts problèmes dont la solution exige le le concours de presque toutes les sciences. Quelle est la question importante avec laquelle les études médicales n'aient aucun rapport? L'homme, objet de ces études, l'homme malade par le fait même de sa nativité, comme disait déjà Hippocrate, a-t-il cessé d'être le point d'union de deux vies qui ont toutes deux leur mode de sentir, leur action et leur réaction réciproques dans l'unité de sa personne ainsi partagée, divisée entre deux lois contraires qui jettent en elle l'antagonisme et le désordre si elles ne sont subordonnées? La science, qui méconnaît la loi de cette subordination, n'accepte point l'homme tel qu'il est : comment arriverait-elle à le comprendre et à le diriger?

Ces choses, dit-on, sont du domaine exclusif du sentiment et de la conscience, et la science laisse de côté ce qui échappe à l'observation.

La conscience et le sentiment avec tous les faits qui en dérivent, seraient donc en dehors de la science, et l'homme, pour se faire savant, devrait fermer les yeux à tout un ordre de connaissances, répudier de son existance la meilleure part, renoncer aux jouissances intimes que lui donne le sens des choses supérieures, se condamner enfin à l'exercice exclusif du sens organique, se résigner à ne jamais regarder en lui-même, afin de s'aveugler sur les problèmes qui s'y agitent et dont la solution, échappant aux procédés scientifiques incomplets, ne saurait manquer d'être écartée par des négations présomptueuses et mal assurées.

Cette science de la négation pourra partager l'humanité, elle pourra diviser les esprits et les préparer à de funestes collisions, comme à tous les despotismes qui en sont la suite; mais elle ne saurait empêcher l'homme d'être ce qu'il est; elle n'arrivera point à supprimer toute une moitié de son existence réelle, sous prétexte de renfermer la science dans la science, d'assurer son autonomie et son indépendance qui l'isolent, l'appauvrissent, la stérilisent en faussant ses relations.

Ces relations ressortent de la nature des choses et ne sauraient être supprimées.

L'humanité et la science seront toujours partagées entre les hommes de l'expérience sensible exclusive et ceux de l'expérience humaine et totale qui regardent les faits de conscience et de sentiment comme étant du domaine de l'observation, les premiers prétendant restreindre ce domaine à l'exercice des sens corporels, tandis que les seconds veulent l'étendre à la culture du sens intime, du sens moral, de l'esprit et de l'intelligence qui ne sont point des propriétés de la matière ni des produits de l'organisation, puisqu'ils se trouvent souvent en opposition avec sa loi et que, sans eux, il n'y aurait ni société, ni éducation, ni conscience, ni même conservation de la santé et de la vie.

La conciliation entre ces deux classes d'homme est impossible, les uns s'appuyant sur un degré d'expérience qui est inconnu des autres et nié par eux, ceux-là affirmant le rapport de parfaite convenance qui se trouve entre les faits révélateurs d'un monde spirituel, surnaturel et leur sens intime que ceux-ci n'ont point l'habitude d'exercer.

Quel accord pourrait-on établir entre celui qui ne connaîtrait les merveilles de la voûte céleste ou celles du monde des infiniment petits que pour les avoir considérées avec l'organe débile dont nous jouissons et le savant qui, les ayant mesurées à l'aide de puissants instruments, appuie ses inductions sur le calcul et voit dans ces admirables combinaisons l'auteur même qui en a établi les lois? Si le premier se montrait satisfait de sa science et revendiquait son indépendance, n'est-ce pas plutôt la liberté de son ignorance que le second devrait lui laisser?

Pourquoi n'en serait-il pas des grandes vérités de l'ordre moral et scientifique comme des grandes beautés de la nature, dont il n'est permis d'approcher qu'à de certaines conditions et après s'être élevé à travers des solitudes austères, pour arriver à les contempler dans le recueillement, loin des bruits confus d'un monde tumultueux !

Un jour, dans un de ces lacs souterrains qui ne communiquent avec la lumière que par l'ouverture d'une caverne, on trouva toute une famille de palmipèdes qui y avaient été introduits encore jeunes et qui avaient pu se nourrir et se développer à cette lumière diffuse et insuffisante, mais, chez eux, l'organe de la vue était demeuré rudimentaire et le bulbe oculaire n'avait point parcouru toutes les phases de son évolution : il était resté imparfait.

On eût été moins étonné de cette découverte si on eût réfléchi à cette grande loi qui s'applique à toutes les existences et qui ne permet aux aptitudes et aux organes eux-mêmes de se développer qu'en raison de l'excitateur qui les appelle à la vie et de l'exercice auquel on les soumet.

L'esprit, le sens intime, l'intelligence et la conscience peuvent rester et restent dans des ténèbres relatives chez une foule d'hommes qui ont manqué des bienfaits d'une éducation capable de mettre ces nobles facultés en rapport avec leurs véritables fécondateurs.

Comment s'étonner de ce que leur sens moral et intellectuel offre d'incomplet? Pourquoi se scandaliser d'une science qui n'a voulu jusqu'ici fixer son attention que sur les phénomènes constatables par le sens corporel et qui, semblable à l'œil des palmipèdes attardés dont nous parlions il n'y a qu'un instant, ne jouit que d'une perception fort incomplète de la lumière?

Cette science reste susceptible de développements ultérieurs et arrivera un jour peut-être à la clarté totale, mais tout annonce qu'elle enseignera encore longtemps le matérialisme sans le vouloir, sans le savoir peut-être, et par suite de ce vice originel qui la porte à chercher la connaissance de l'homme dans l'étude de ses seuls éléments organiques et du seul phénomène sensible, en excluant tous les faits qui ne sont que les manifestations d'une vie plus haute, ou en les expliquant par des mots dont elle ne sait pas même se rendre compte, l'imagination, la manie épidémique, l'extase morbide, l'hallucination.

Le vrai, le bien, le beau et le juste sont ainsi condamnés par cette science, car ils ne sont visibles que pour l'œil de l'intelligence; ils appartiennent au monde surnaturel et les rejeter de la science, c'est condamner celle-ci à l'idiotie, puisque l'idiotie n'est que l'état d'appauvrissement d'une intelligence emprisonnée en elle-même et isolée par l'imperfection de ses instruments.

Un tel arrêt de développement mériterait plus de compassion que d'anathèmes si cette science n'était aussi absolue, aussi despotique qu'elle est étroite, si elle ne s'imposait dans l'enseignement comme une doctrine infaillible et officielle, ou plutôt comme une négation audacieuse, comme un doute systématique et surtout intolérant à l'encontre de tout ce qui ne se range pas sous sa bannière, de tout ce qui se permet d'affirmer quelque chose.

Cette science, qui se dit modestement la science,

donne-t-elle au moins à ses adeptes cette liberté qu'elle exige pour elle-même? Non! elle ne les soustrait à l'autorité des choses supérieures qui font la dignité de l'homme, que pour les asservir à l'éternelle observation du phénomène sans cause, sans signification et sans lien, leur créer, en un mot, des habitudes d'esprit qui leur permettent de rester satisfaits dans leur ridicule prétention de ne voir dans l'homme qu'un vivant laboratoire de chimie organique ou un animal pourvu de fonctions plus complexes et de le traiter en conséquence.

Cette science exige surtout des serviteurs complaisants et elle en trouvera toujours parmi ces courtisans du lucre, candidats officiels de la vogue et du succès à tout prix, parmi ces caractères équivoques disposés à toutes les transactions et toujours prêts à faire hommage de leur intelligence et de leur volonté envers toutes les doctrines qui jouissent des faveurs de la mode, à se glisser entre tous les intérêts, à les flatter tous, à s'incliner devant toutes les opinions, même les plus incompatibles, afin de les coaliser toutes en leur faveur, de les rendre leurs tributaires et de les trahir toutes au besoin.

Devant cet abaissement des caractères, devant ce débordement de servilisme, il est bien permis de se demander ce que deviennent les intérêts véritables de la science, la dignité de l'art, le respect de l'homme malade abandonné aux brutalités de la spéculation et comme aux hasards d'une loterie, le respect de la confraternité transformée en une arène ouverte à toutes les ignominies d'une concurrence plus industrielle que savante et offrant le spectacle hideux de ces coalitions qui exploitent la calomnie comme un fonds social.

A Dieu ne plaise que je m'arrête à approfondir toutes ces misères qui préoccupent assez le corps médical affecté d'une souffrance dont il méconnaît la source.

Qu'il me suffise de les avoir signalées comme les fruits de cette science qui se fait sans tenir compte du sens intime et de la conscience sa sœur, de cette science qui ne veut pas de relations parce qu'elle ne veut pas de témoins incommodes et qui, en ne regardant l'homme que par l'extérieur, n'a su voir en lui qu'un descendant du singe, comme pour l'autoriser à jouer à ses semblables toute sorte de mauvais tours.

Quant à ce monde intérieur qui fait tout le prix de notre existence, comme il en contient le plus souvent les secrets, elle n'y voit que des points noirs qu'elle prend pour le fond même du tableau, sans vouloir reconnaître les points lumineux qui en feraient tout au moins le spectacle d'une belle nuit. Ne sont-ce pas les obscurités mêmes de la nuit qui découvrent à nos yeux les profondeurs du ciel et les mondes qui flottent dans l'immensité ?

Mais je m'arrête, Messieurs, et n'ai pas le droit de m'attrister de toutes les calamités d'une science et d'une profession dignes d'une meilleure destinée, puisque je me trouve admis parmi vous, dans une région toute peuplée d'intelligences qui savent chercher et poursuivre la vérité dans toutes ses manifestations, et vivre avec elle dans une sphère supérieure à celle des orages.

> Suave mari magno turbantibus æquora ventis
> E terrâ magnum alterius spectare laborem.

Comme le poète, je ne le dis point avec la satisfaction de l'égoïsme qui jouit en paix des épreuves auxquelles il ne participe pas, mais avec le sentiment de la reconnaissance qui se voit préservée, grâce au secours d'autrui, du grand malheur de notre époque, le contentement personnel au sein d'une vaste ignorance.

Besançon, Impr. d'Outhenin-Chalandre fils.

www.ingramcontent.com/pod-product-compliance
Ingram Content Group UK Ltd.
Pitfield, Milton Keynes, MK11 3LW, UK
UKHW020517180726
13839UKWH00005B/2154